中国儿童青少年
膳食营养摄入与
超重肥胖状况

中国学生营养与健康促进会　主编

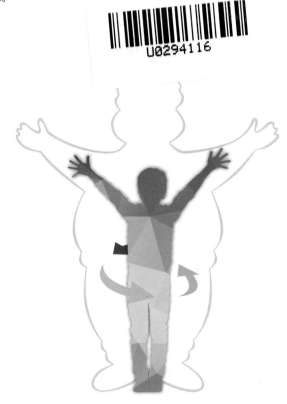

中国农业出版社

北京

图书在版编目（CIP）数据

中国儿童青少年膳食营养摄入与超重肥胖状况 / 中
国学生营养与健康促进会主编 . —北京：中国农业出版
社，2022.5
ISBN 978 - 7 - 109 - 29386 - 1

Ⅰ.①中… Ⅱ.①中… Ⅲ.①儿童－膳食营养－中国
②青少年－膳食营养－中国③儿童－肥胖病－中国④青少
年－肥胖病－中国 Ⅳ.①R153.2②R589.2

中国版本图书馆 CIP 数据核字（2022）第 071923 号

中国儿童青少年膳食营养摄入与超重肥胖状况
ZHONGGUO ERTONG QINGSHAONIAN SHANSHI YINGYANG SHERU YU
CHAOZHONG FEIPANG ZHUANGKUANG

中国农业出版社出版
地址：北京市朝阳区麦子店街 18 号楼
邮编：100125
责任编辑：黄　曦
责任校对：吴丽婷
印刷：北京缤索印刷有限公司
版次：2022 年 5 月第 1 版
印次：2022 年 5 月北京第 1 次印刷
发行：新华书店北京发行所
开本：787mm×1092mm　1/16
印张：4.25
字数：100 千字
定价：58.00 元

中国学生营养与健康促进会

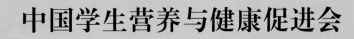

中国学生营养与健康促进会（以下简称"促进会"）于 1989 年 1 月 15 日成立于北京中南海怀仁堂，是从事学生营养与健康事业的企事业单位，社会团体和个人自愿结成的全国性、专业性、非营利性的国家一级社团组织。创始人于若木先生与一批营养专家和社会志士仁人，以促进中国学生营养与健康为使命，积极提议和倡导成立全国学生营养促进组织，在原卫生部、原国家教育委员会的大力支持下，经民政部批准，原卫生部以〔88〕卫防字第 59 号文件批准成立了中国学生营养促进会。2003 年 8 月 21 日，经原卫生部审核，民政部批准，更名为中国学生营养与健康促进会。促进会接受国家卫生健康委员会（以下简称"国家卫生健康委"）、教育部、国家体育总局和社团登记管理单位民政部的业务指导和监督。

促进会成立以来，在政府领导下，在相关部委和地方政府的支持下，在各级学生营养与健康组织和卫生、教育、体育工作者以及社会各界的共同努力下，因地制宜，广泛开展形式多样的宣传教育活动及学术交流活动，倡导和推动全国学生营养餐的发展，已经形成了三大常规工作：

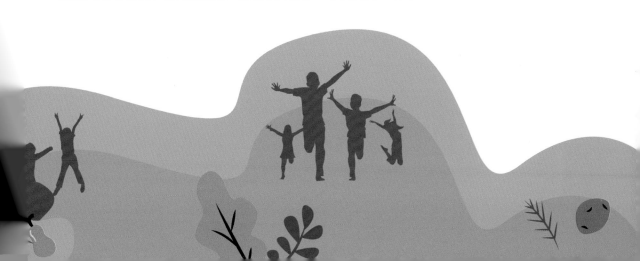

1. "5·20" 中国学生营养日

促进会每年以"5·20"中国学生营养日为契机和切入点，每年结合国家领导人对儿童青少年营养与健康工作的一系列指示、国家有关学生营养工作文件精神及工作部署，统一宣传主题、口号和活动方案，在全国各地广泛深入地开展形式多样的学生营养健康宣传教育活动，迄今已举办了 30 余次活动。

2. 《中国儿童青少年营养与健康指导指南》

从 2006 年开始，促进会定期组织专家对儿童青少年的营养与健康状况进行分析，每年发布一本《中国儿童青少年营养与健康指导指南》，至今已先后编著了 17 本。

3. "营养与健康示范学校"创建工作

自 2006 年开始，促进会按照先试点后推广普及的模式，在全国范围内开展了"学生营养与健康示范学校"的创建工作，2011 年起促进会联合中国关心下一代工作委员会共同主办此项活动。2019 年，受国家卫生健康委委托，促进会牵头起草《营养与健康学校建设指南》。2021 年 6 月，国家卫生健康委、教育部、国家市场监督管理总局、国家体育总局联合发布《营养与健康学校建设指南》，促进会在全国开展了营养与健康学校试点建设工作。

以上三项工作均已纳入国民营养计划重点工作中。

近年来，在大力开展社会公益宣传活动的同时，促进会还积极与政府部门和企事业单位进行沟通合作，开展学生营养与健康科研项目和相关标准的研制工作，成立了学生营养科研基金，积极推动学生营养健康工作的发展，促进青少年学生健康水平的提高。

目前，促进会有会员 1 000 余名，既有单位会员，也有个人会员，分布在全国的科研、教育、疾控、卫生、体育、医疗领域和一些企业单位。为更好地做好学生营养健康知识的宣传与普及工作，不断扩大社会影响力，促进会于 2007 年开通了官方网站（www.casnhp.org.cn），并于 2017 年开通了微信公众号（中国学生健康）。

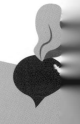

编　委　会

主编：陈永祥　中国学生营养与健康促进会

　　　丁钢强　中国疾病预防控制中心营养与健康所

　　　于冬梅　中国疾病预防控制中心营养与健康所

　　　赵丽云　中国疾病预防控制中心营养与健康所

编委：琚腊红　房红芸　朴　玮　许晓丽　郭齐雅

　　　蔡姝雅　杨宇祥　黄　坤　姚　帆　魏潇琪

　　　张　倩　孟文瑞　杨　博　代　港　王玉英

　　　成　雪　李淑娟　陈海峰　苑弘弢

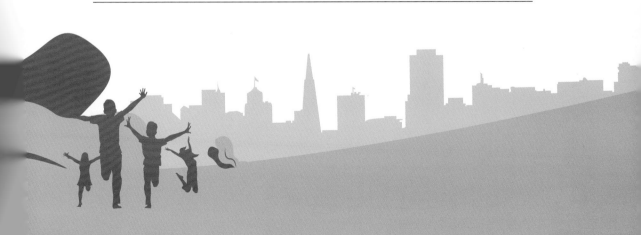

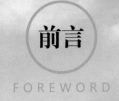

前言

FOREWORD

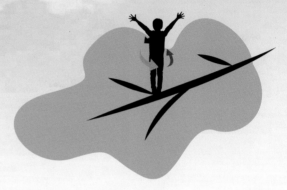

　　少年强则国强，营养好则少年强。6～17 岁儿童青少年正处在生长发育的关键时期，在此期间获得合理的膳食营养，养成健康的饮食行为，身体活动充足，防控超重与肥胖，对于保证他们的身体和智力发育至关重要，也将为其一生的健康奠定基础。

　　儿童青少年的营养与健康状况反映着一个国家或地区社会经济发展、卫生保健水平和人口素质，是制定相关公共卫生政策不可或缺的基本信息。世界上许多国家，尤其是发达国家会定期开展包含儿童青少年在内的国民营养与健康状况调查（监测），及时颁布国民健康状况报告，并据此制定和评价相应的社会发展政策，以改善国民营养和健康状况，促进社会经济的协调发展。

　　近年来，我国政府相继发布的人群营养健康相关的政策与计划，包括《"健康中国 2030"规划纲要》《国民营养计划（2017—2030 年）》《中国儿童发展纲要（2011—2020）》，均把国民营养健康监测工作列为评估我国居民营养与健康状况的重要工作，并提出了不同人群控制营养不足发生率、超重（肥胖）等目标值。《中国食物与营养发展纲要（2014—2020 年）》明确提出婴幼儿、儿童青少年、老年人是营养改善优先人群，并着力降低农村儿童青少年生长迟缓、缺铁性贫血的发生率；遏制城镇儿童青少年超重、肥胖增长态势。《营养问题罗马宣言》宣布 2016—2025 年为"营养行动十年"，倡导消除一切形式的营养不良。在 WHO（世界卫生组织）婴幼儿喂养指南、WHO 全球预防与控制非传染性疾病综合监测框架（含指标）等重要报告中均倡导各国要加强针对不同年龄居民的科学监测评估并制定相应的健康目标。

我国于 1959 年、1982 年、1992 年、2002 年、2010—2013 年和 2015—2017 年开展了六次全国营养调查（监测），在反映我国儿童青少年等不同年龄城乡居民膳食结构、食物消费、营养状况的流行病学特点及变化规律方面发挥了重要作用。2004 年、2015 年和 2020 年，中国居民营养与健康状况的相关结果由国务院新闻办公室发布，这些权威信息为政府制定儿童青少年的营养改善政策、措施提供了科学证据。

本书利用具有全国代表性的 2015—2017 年中国居民营养与健康状况监测数据（书中如无特别说明，采用的均为 2015—2017 年调查数据），描述 6～17 岁儿童青少年的食物摄入量、能量和营养素摄入量，以及饮食行为、身体活动和静态行为、体格发育、超重和肥胖等状况，旨在为科学指导我国 6～17 岁儿童青少年的营养与健康提供科学参考。

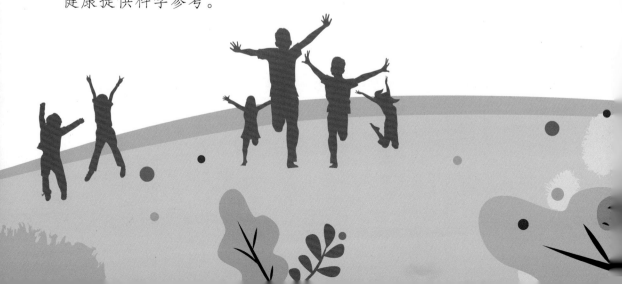

2006—2022 年中国儿童青少年营养与健康指导指南

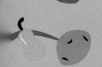

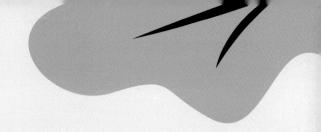

目录

CONTENTS

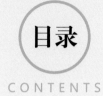

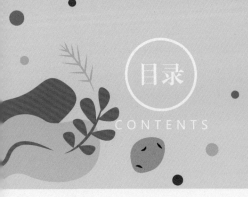

目录
CONTENTS

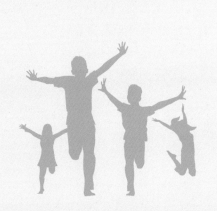

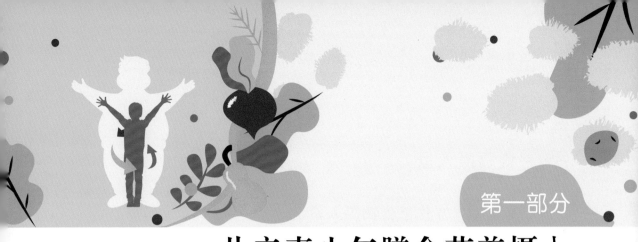

第一部分

儿童青少年膳食营养摄入

食物是人类摄取营养物质的来源，是儿童青少年平衡膳食的重要组成部分。《中国居民膳食指南（2022）》一般原则和学龄儿童膳食指南对6～17岁儿童青少年提出了科学饮食的建议。儿童青少年期正处在生长发育旺盛的时期，他们运动量大、代谢旺盛，对蛋白质、碳水化合物、脂肪、维生素和矿物质的需求量相应增加，因此合理的膳食可以满足儿童青少年对能量和营养素的需求量，进而促进他们的健康成长。

不同食物有不同的营养特点，能贡献不同的营养素，它们都是合理膳食的重要组成部分。谷类和薯类是碳水化合物、蛋白质、B族维生素、膳食纤维和部分矿物质的良好来源；蔬菜和水果可提供维生素、矿物质、膳食纤维、微量元素和植物化学物；大豆及其制品可提供优质蛋白，富含人体必需脂肪酸、维生素E、异黄酮、植物固醇等；奶类及其制品富含钙，可提供蛋白质、矿物质、脂肪、维生素，是人类良好的优质蛋白，增加奶类摄入有利于儿童青少年生长发育，促进骨骼健康；畜禽肉类提供优质蛋白质，富含脂类、脂溶性维生素、B族维生素和矿物质等；蛋类可提供极为均衡的蛋白质、脂类、糖类、矿物质和维生素；鱼虾类是一种高蛋白质、低脂肪的动物性食物，同时还含有丰富的无机盐、维生素等；食用油可提供脂肪，而盐富含钠，但是如果长期超过中国居民膳食指南的推荐量就会有健康风险。

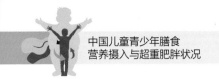

 一、食物摄入量

（一）6～11岁儿童食物摄入量

1. 粮谷类摄入量

中国6～11岁儿童平均每人日摄入粮谷类食物为207.1 g，其中，米及其制品111.7 g，面及其制品86.6 g，其他谷类8.8 g。男童和女童分别为213.7 g、200.7 g；城市为198.8 g，农村为214.6 g；东部、中部、西部分别为201.2 g、206.6 g和213.7 g（图1-1）。

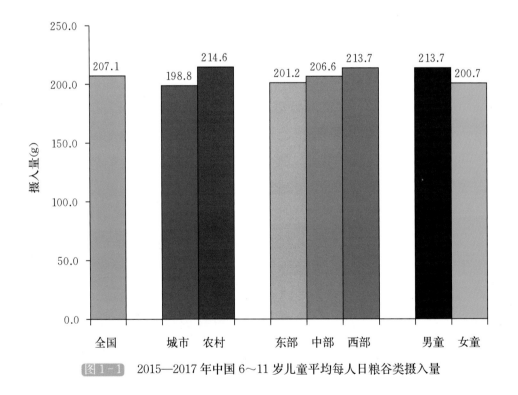

图 1-1 2015—2017年中国6～11岁儿童平均每人日粮谷类摄入量

2. 薯类摄入量

中国6～11岁儿童平均每人日薯类摄入量为29.6 g，其中，男童摄入量为30.3 g，女童为28.9 g；城市为25.7 g，农村为33.1 g；东部、中部、西部分别为23.8 g、32.4 g和32.9 g（图1-2）。

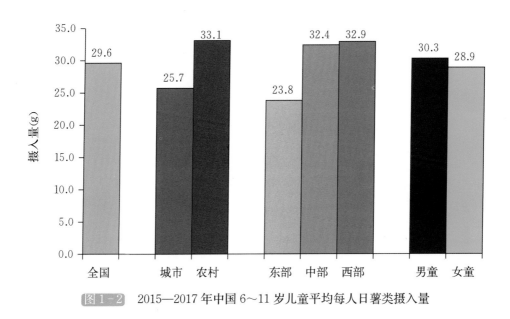

图 1-2 2015—2017 年中国 6～11 岁儿童平均每人日薯类摄入量

3. 新鲜蔬菜摄入量

中国 6～11 岁儿童平均每人日新鲜蔬菜摄入量为 153.6 g，其中，男童与女童相近，分别为 153.6 g 和 153.7 g；城市为 163.0 g，农村为 145.3 g；东部、中部、西部分别为 168.8 g、139.9 g 和 150.4 g（图 1-3）。

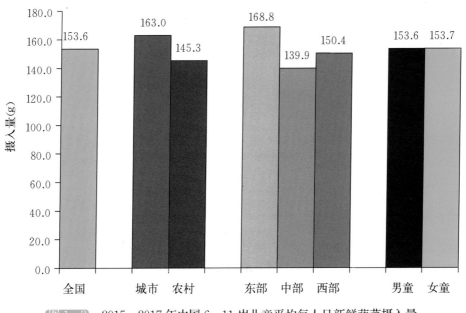

图 1-3 2015—2017 年中国 6～11 岁儿童平均每人日新鲜蔬菜摄入量

4. 水果摄入量

中国 6～11 岁儿童平均每人日水果的摄入量为 49.4 g，男童为 46.6 g，女童为 52.2 g；城市为 58.5 g，农村为 41.3 g；东部、中部、西部分别为 55.9 g、45.0 g 和 46.7 g（图 1－4）。

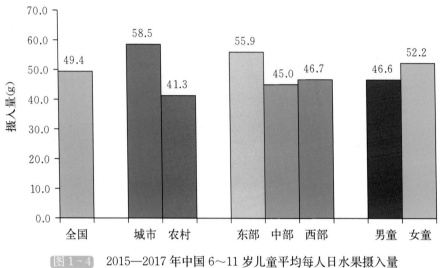

图 1－4　2015—2017 年中国 6～11 岁儿童平均每人日水果摄入量

5. 畜禽肉摄入量

中国 6～11 岁儿童平均每人日畜禽肉的摄入量为 94.0 g，其中畜肉摄入量 75.3 g，内脏 1.7 g，禽肉 17.0 g。男童、女童分别为 97.3 g、90.6 g；城市为 107.9 g，农村为 81.4 g；东部、中部、西部分别为 108.7 g、81.2 g 和 90.1 g（图 1－5）。

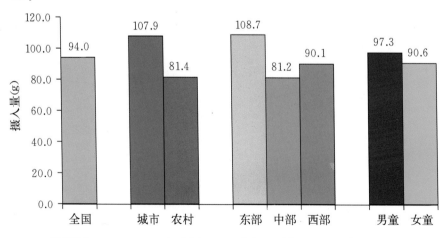

图 1－5　2015—2017 年中国 6～11 岁儿童平均每人日畜禽肉摄入量

6. 蛋类摄入量

中国 6～11 岁儿童平均每人日蛋类的摄入量为 33.8 g。男童、女童分别为 34.4 g、33.2 g，城市和农村分别为 38.6 g、29.5 g，东部、中部、西部分别为 42.9 g、32.1 g 和 26.0 g（图 1-6）。

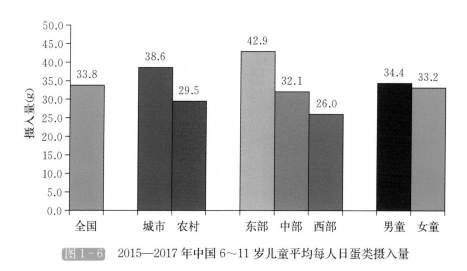

图 1-6 2015—2017 年中国 6～11 岁儿童平均每人日蛋类摄入量

7. 鱼虾类摄入量

中国 6～11 岁儿童平均每人日鱼虾类的摄入量 15.2 g。男童和女童均为 15.2 g，城市和农村儿童分别为 20.3 g、10.6 g，东部、中部、西部分别为 23.9 g、13.0 g 和 8.4 g（图 1-7）。

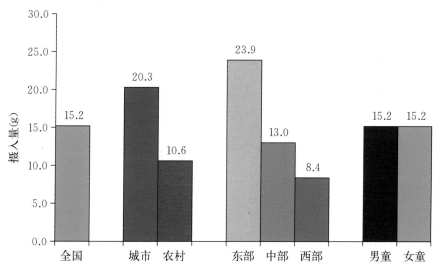

图 1-7 2015—2017 年中国 6～11 岁儿童平均每人日鱼虾类摄入量

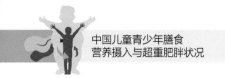

8. 奶类及其制品摄入量

中国 6～11 岁儿童平均每人日奶类及其制品的摄入量为 70.9 g。其中，男童、女童分别为 72.1 g、69.8 g，城市和农村分别为 97.4 g、47.3 g，城市是农村的近 2 倍，东部、中部、西部分别为 78.3 g、63.7 g 和 69.9 g（图 1-8）。

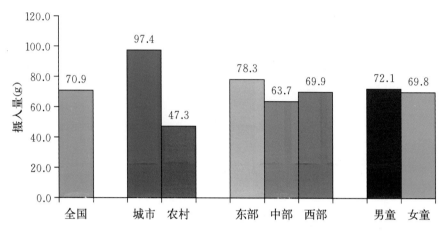

图 1-8　2015—2017 年中国 6～11 岁儿童平均每人日奶类及其制品摄入量

9. 大豆及其制品摄入量

中国 6～11 岁儿童平均每人日大豆及其制品的摄入量为 7.9 g。其中，男童和女童均为 7.9 g，城市为 8.0 g，农村为 7.7 g，东部、中部、西部分别为 8.2 g、9.4 g 和 6.2 g（图 1-9）。

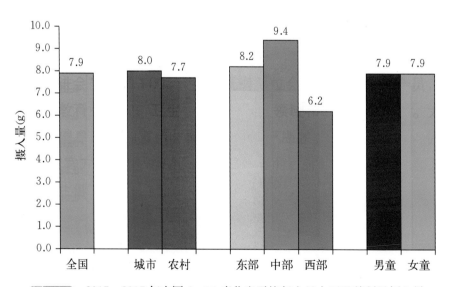

图 1-9　2015—2017 年中国 6～11 岁儿童平均每人日大豆及其制品摄入量

10. 烹调油摄入量

中国 6～11 岁儿童平均每人日烹调油的摄入量为 33.2 g。其中，男童、女童分别为 34.1 g 和 32.3 g；城市和农村儿童分别为 30.3 g、35.7 g；东部、中部、西部分别为 28.3 g、35.4 g 和 36.2 g（图 1-10）。

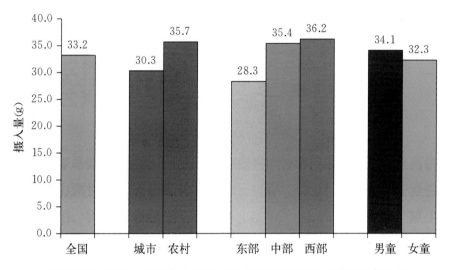

图 1-10 2015—2017 年中国 6～11 岁儿童平均每人日烹调油摄入量

11. 烹调盐摄入量

中国 6～11 岁儿童平均每人日烹调盐摄入量为 7.8 g。其中，男童为 8.2 g，女童为 7.3 g，城市为 7.1 g，农村为 8.3 g，东部、中部、西部分别为 6.8 g、8.4 g 和 8.2 g（图 1-11）。

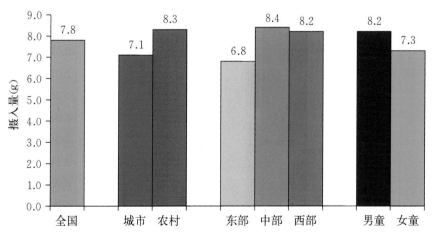

图 1-11 2015—2017 年中国 6～11 岁儿童平均每人日烹调盐摄入量

(二) 12～17 岁儿童青少年食物摄入量

1. 粮谷类摄入量

中国 12～17 岁儿童青少年平均每人日粮谷类食物摄入量为 271.3 g。其中，米及其制品 145.5 g，面及其制品 117.8 g，其他谷类 8.0 g；男生摄入量为 292.2 g，女生为 250.5 g；城市为 259.1 g，农村为 281.9 g；东部、中部、西部分别为 264.4 g、272.1 g 和 277.5 g（图 1-12）。

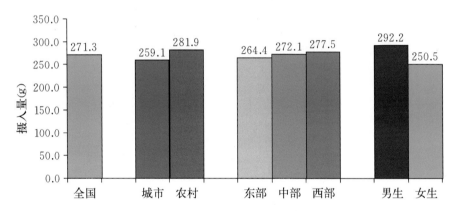

图 1-12　2015—2017 年中国 12～17 岁儿童青少年平均每人日粮谷类摄入量

2. 薯类摄入量

中国 12～17 岁儿童青少年平均每人日薯类摄入量为 37.9 g。其中，男生为 38.6 g，女生为 37.2 g；城市为 34.4 g，农村为 40.9 g；东部、中部、西部儿童摄入量分别为 31.0 g、39.5 g 和 43.2 g（图 1-13）。

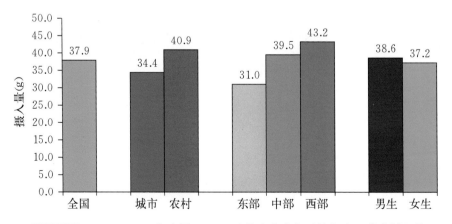

图 1-13　2015—2017 年中国 12～17 岁儿童青少年平均每人日薯类摄入量

3. 新鲜蔬菜摄入量

中国 12~17 岁儿童青少年平均每人日新鲜蔬菜的摄入量为 176.6 g。其中，男生摄入量为 179.4 g，女生为 173.8 g；城市为 187.1 g，农村为 167.4 g；东部、中部、西部分别为 196.9 g、159.5 g 和 171.5 g（图 1-14）。

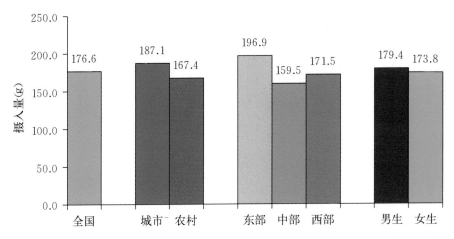

图 1-14 2015—2017 年中国 12~17 岁儿童青少年平均每人日新鲜蔬菜摄入量

4. 水果摄入量

中国 12~17 岁儿童青少年平均每人日水果的摄入量为 46.0 g。其中，男生为 41.4 g，女生为 50.5 g；城市为 49.8 g，农村为 42.6 g；东部、中部、西部分别为 52.2 g、42.4 g 和 42.9 g（图 1-15）。

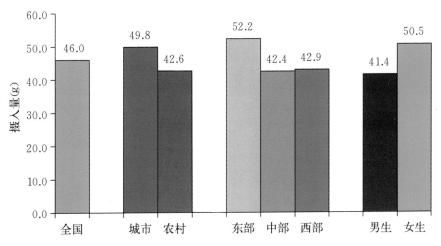

图 1-15 2015—2017 年中国 12~17 岁儿童青少年平均每人日水果摄入量

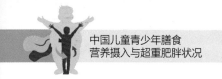

5. 畜禽肉摄入量

中国 12～17 岁儿童青少年平均每人日畜禽肉的摄入量为 114.8 g。其中，畜肉摄入量 88.6 g，内脏 1.7 g，禽肉 24.5 g。男生为 125.3 g，女生为 104.5 g；城市为 129.9 g，农村为 101.7 g；东部、中部、西部分别为 136.6 g、98.7 g 和 107.5 g（图 1-16）。

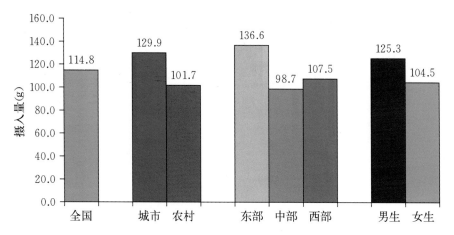

图 1-16 2015—2017 年中国 12～17 岁儿童青少年平均每人日畜禽肉摄入量

6. 蛋类摄入量

中国 12～17 岁儿童青少年平均每人日蛋类的摄入量为 32.6 g。其中，男生为 34.8 g，女生为 30.5 g；城市和农村分别为 35.5 g、30.1 g；东部、中部、西部分别为 39.7 g、33.3 g 和 25.1 g（图 1-17）。

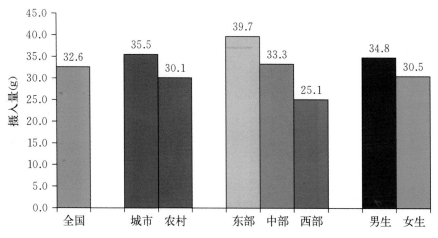

图 1-17 2015—2017 年中国 12～17 岁儿童青少年平均每人日蛋类摄入量

7. 鱼虾类摄入量

中国 12～17 岁儿童青少年平均每人日鱼虾类的摄入量为 15.8 g。其中，男生为 16.6 g，女生为 14.9 g；城市和农村分别为 21.5 g、10.8 g；东部、中部、西部分别为 25.6 g、13.7 g 和 7.8 g（图 1-18）。

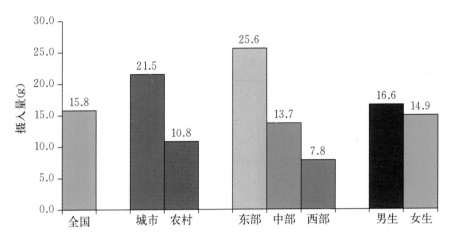

图 1-18 2015—2017 年中国 12～17 岁儿童青少年平均每人日鱼虾类摄入量

8. 奶类及其制品摄入量

中国 12～17 岁儿童青少年平均每人日奶类及其制品摄入量为 75.1 g。其中，男生摄入量为 79.1 g，女生为 71.1 g；城市和农村分别为 90.6 g、61.6 g，城乡差距较大，城市是农村的近 1.5 倍；东部、中部、西部分别为 85.8 g、71.6 g 和 67.5 g（图 1-19）。

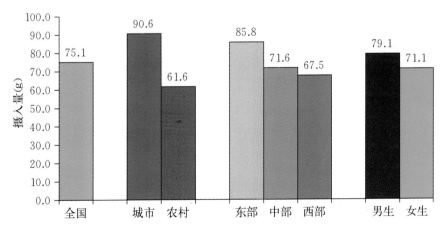

图 1-19 2015—2017 年中国 12～17 岁儿童青少年平均每人日奶类及其制品摄入量

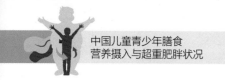

9. 大豆及其制品摄入量

中国 12～17 岁儿童青少年平均每人日大豆及其制品的摄入量为 11.0 g。其中，男生摄入量为 11.9 g，女生为 10.1 g；城市为 11.5 g，农村为 10.6 g；东部、中部、西部分别为 12.0 g、10.5 g 和 10.6 g（图 1－20）。

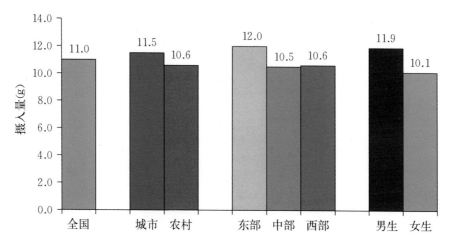

图 1－20　2015—2017 年中国 12～17 岁儿童青少年平均每人日大豆及其制品摄入量

10. 烹调油摄入量

中国 12～17 岁儿童青少年平均每人日烹调油的摄入量为 40.0 g。其中，男生为 42.9 g，女生为 37.1 g；城市和农村分别为 36.6 g、42.9 g；东部、中部、西部分别为 33.9 g、41.6 g 和 44.5 g（图 1－21）。

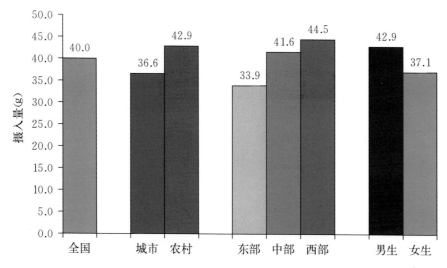

图 1－21　2015—2017 年中国 12～17 岁儿童青少年平均每人日烹调油摄入量

11. 烹调盐摄入量

中国 12～17 岁儿童青少年平均每人日烹调盐的摄入量为 9.0 g。其中，男生为 9.7 g，女生为 8.4 g；城市为 8.8 g，农村为 9.2 g；东部、中部、西部分别为 7.9 g、8.3 g 和 10.7 g（图 1-22）。

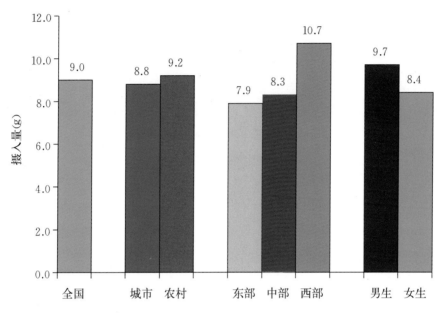

图 1-22 2015—2017 年中国 12～17 岁儿童青少年平均每人日烹调盐摄入量

二 能量和营养素摄入量

（一）6～11 岁儿童能量和营养素摄入量

1. 能量及三大营养素摄入量

中国 6～11 岁儿童平均每人日能量摄入量为 1 591.7 kcal[①]。其中，男童和女童分别为 1 624.1 kcal、1 559.7 kcal；城市为 1 635.8 kcal，农村为 1 552.2 kcal；东部、中部、西部分别为 1 602.6 kcal、1 574.8 kcal 和 1 595.6 kcal（图 1-23）。

---

① kcal 为非法定计量单位，1 kcal≈4.184 kJ。——编者注

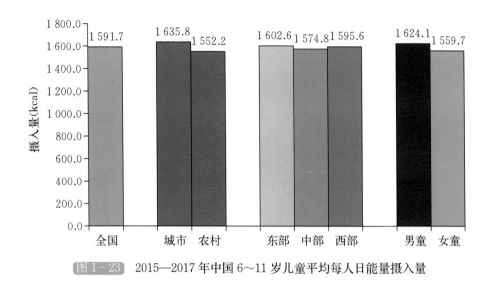

图 1-23 2015—2017 年中国 6～11 岁儿童平均每人日能量摄入量

蛋白质平均每人日摄入量为 50.0 g，其中，男童和女童摄入量分别为 50.9 g、49.1 g；城市为 55.2 g，农村为 45.4 g；东部、中部、西部分别为 56.3 g、47.0 g 和 46.2 g（图 1-24）。

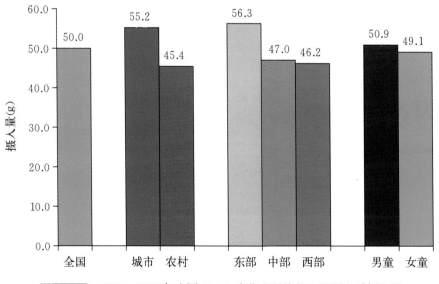

图 1-24 2015—2017 年中国 6～11 岁儿童平均每人日蛋白质摄入量

脂肪平均每人日摄入量为 69.6 g，其中，男童和女童分别为 71.4 g、67.8 g；城市为 71.5 g，农村为 67.9 g；东部、中部、西部分别为 68.8 g、69.7 g 和

70.3 g（图 1 - 25）。

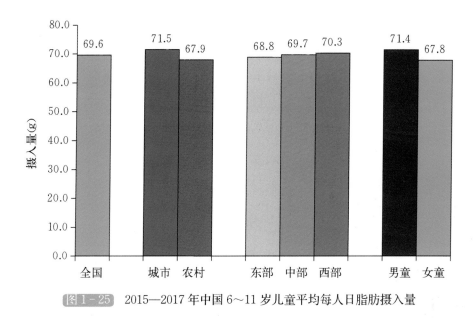

2015—2017 年中国 6～11 岁儿童平均每人日脂肪摄入量

碳水化合物平均每人日摄入量为 196.3 g，其中，男童和女童分别为 199.5 g、193.2 g；城市为 198.2 g，农村为 194.7 g；东部、中部、西部分别为 194.8 g、194.4 g 和 199.6 g（图 1 - 26）。

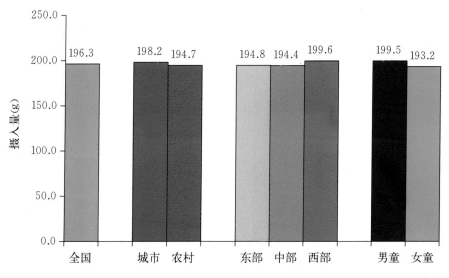

图 1 - 26 2015—2017 年中国 6～11 岁儿童平均每人日碳水化合物摄入量

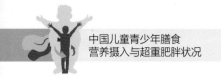

2. 主要维生素与矿物质摄入量

中国 6～11 岁儿童平均每人日视黄醇当量（具有维生素 A 活性物质的总量）摄入 336.4 μgRE。其中，男童、女童摄入量分别为 338.5 μgRE 和 334.3 μgRE；城市为 402.8 μgRE，农村为 276.9 μgRE；东部、中部、西部分别为 389.2 μgRE、305.1 μgRE 和 310.4 μgRE。

维生素 B_1（硫胺素）平均每人日摄入量为 0.7 mg。其中，男童、女童分别为 0.7 mg 和 0.6 mg；城市为 0.7 mg，农村为 0.6 mg；东部、中部、西部分别为 0.7 mg、0.6 mg 和 0.7 mg。

维生素 B_2（核黄素）平均每人日摄入量为 0.7 mg。其中，男童、女童摄入量均为 0.7 mg；城市为 0.8 mg，农村均为 0.6 mg；东部、中部、西部分别为 0.8 mg、0.6 mg 和 0.6 mg。

维生素 C（抗坏血酸）平均每人日摄入量为 51.5 mg。其中，男童、女童分别为 52.3 mg 和 50.7 mg；城市为 55.0 mg，农村为 48.4 mg；东部、中部、西部分别为 54.7 mg、49.1 mg 和 50.3 mg。

钙平均每人日摄入量为 293.9 mg。其中，男童、女童摄入量分别为 297.2 mg 和 290.6 mg；城市为 338.8 mg，农村为 253.7 mg；东部、中部、西部分别为 328.5 mg、281.4 mg 和 269.8 mg（图 1－27）。

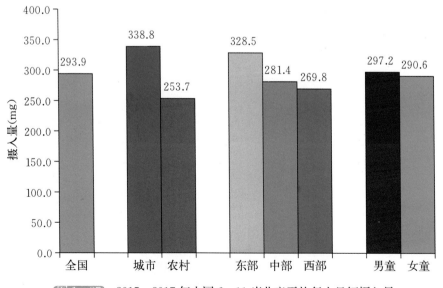

图 1－27 2015—2017 年中国 6～11 岁儿童平均每人日钙摄入量

铁平均每人日摄入量为 15.5 mg。其中，男童、女童摄入量分别为 15.8 mg 和 15.3 mg；城市为 16.3 mg，农村为 14.8 mg；东部、中部、西部分别为 16.1 mg、15.0 mg 和 15.4 mg。

锌平均每人日摄入量为 8.0 mg。其中，男童、女童摄入量分别为 8.1 mg 和 7.8 mg；城市为 8.5 mg，农村为 7.5 mg；东部、中部、西部分别为 8.4 mg、7.6 mg 和 7.9 mg。

钠平均每人日摄入量为 4 337.1 mg。其中，男童、女童摄入量分别为 4 543.5 mg 和 4 132.9 mg；城市为 4 197.9 mg，农村为 4 461.7 mg；东部、中部、西部分别为 4 127.4 mg、4 464.9 mg 和 4 436.7 mg。

（二）12～17 岁儿童青少年能量和营养素摄入量

1. 能量及三大营养素摄入量

中国 12～17 岁儿童青少年平均每人日能量的摄入量为 1 995.0 kcal。其中，男生、女生分别为 2 114.0 kcal 和 1 876.1 kcal；城市为 2 007.9 kcal，农村为 1 983.9 kcal；东部为 2 007.1 kcal，中部为 1 960.3 kcal，西部为 2 013.6 kcal（图 1 - 28）。

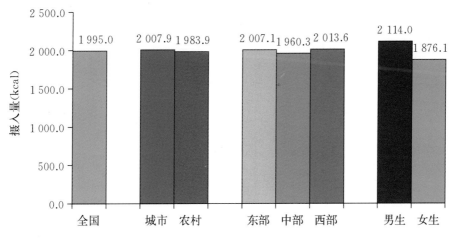

图 1 - 28　2015—2017 年中国 12～17 岁儿童青少年平均每人日能量摄入量

蛋白质平均每人日摄入量为 61.4 g。其中，男生、女生摄入量分别为 65.4 g 和 57.4 g；城市为 66.2 g；农村为 57.1 g；东部、中部、西部分别为 68.8 g、58.1 g 和 56.8 g（图 1 - 29）。

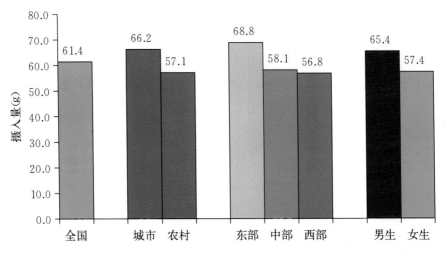

图 1-29　2015—2017 年中国 12~17 岁儿童青少年平均每人日蛋白质摄入量

脂肪平均每人日摄入量为 84.5 g。其中，男生、女生摄入量分别为 90.5 g 和 78.5 g；城市和农村分别为 84.6 g 和 84.4 g；东部、中部、西部分别为 83.0 g、83.3 g 和 87.0 g（图 1-30）。

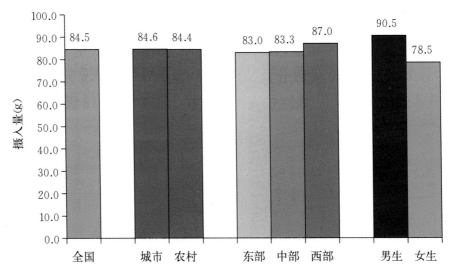

图 1-30　2015—2017 年中国 12~17 岁儿童青少年平均每人日脂肪摄入量

碳水化合物平均每人日摄入量为 253.8 g。其中，男生、女生摄入量分别为 266.4 g 和 241.3 g；城市为 251.7 g，农村为 255.7 g；东部、中部、西部分别为 252.8 g、250.8 g 和 257.5 g（图 1-31）。

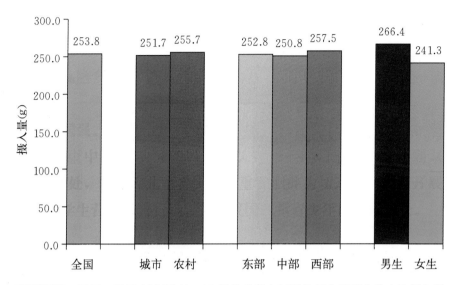

图1-31 2015—2017年中国12~17岁儿童青少年平均每人日碳水化合物摄入量

2. 主要维生素与矿物质摄入量

中国12~17岁儿童青少年平均每人日摄入视黄醇当量为356.8 μgRE。其中，男生、女生分别为360.7 μgRE和352.9 μgRE；城市为414.2 μgRE，农村为306.8 μgRE；东部、中部、西部分别为428.9 μgRE、323.5 μgRE和314.8 μgRE。

维生素B_1（硫胺素）平均每人日摄入量为0.8 mg。其中，男生、女生均为0.8 mg；城市和农村儿童青少年均为0.8 mg；东部、中部和西部均为0.8 mg。

维生素B_2（核黄素）平均每人日摄入量为0.8 mg。其中，男生、女生摄入量分别为0.8 mg和0.7 mg；城市为0.8 mg，农村为0.7 mg；东部、中部、西部分别为0.9 mg、0.7 mg和0.7 mg。

维生素C（抗坏血酸）平均每人日摄入量为60.5 mg。其中，男生、女生摄入量分别为60.7 mg和60.3 mg；城市为64.5 mg，农村为57.0 mg；东部、中部、西部分别为62.6 mg、56.0 mg和62.3 mg。

钙平均每人日摄入量为342.8 mg。其中，男生、女生摄入量分别为357.0 mg和328.8 mg；城市为378.4 mg，农村为311.9 mg；东部、中部、西部分别为381.0 mg、333.9 mg和313.0 mg（图1-32）。

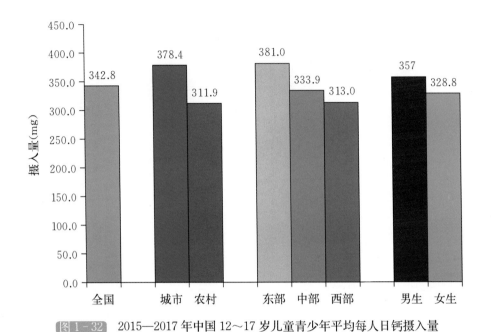

图 1-32　2015—2017 年中国 12~17 岁儿童青少年平均每人日钙摄入量

铁平均每人日摄入量为 19.2 mg。其中，男生和女生平均每人日铁摄入量分别为 20.2 mg 和 18.3 mg；城市为 20.1 mg，农村为 18.5 mg；东部、中部、西部分别为 19.8 mg、18.7 mg 和 19.2 mg。

锌平均每人日摄入量为 9.8 mg。其中，男生和女生平均每人日锌摄入量分别为 10.4 mg 和 9.2 mg；城市为 10.2 mg，农村为 9.4 mg；东部、中部、西部分别为 10.4 mg、9.3 mg 和 9.6 mg。

钠平均每人日摄入量为 5 230.4 mg。其中，男生和女生平均每人日钠摄入量分别为 5 582.7 mg 和 4 880.9 mg；城市为 5 270.4 mg，农村为 5 195.7 mg；东部、中部、西部分别为 4 941.3 mg、4 820.0 mg 和 5 875.9 mg。

 三 膳食结构

（一）6~11 岁儿童膳食结构

1. 能量的食物来源

中国 6~11 岁儿童的能量食物来源中，粮谷类食物占 45.5％，食用油占 18.2%，动物性食物占 23.4%，薯类、杂豆类占 2.1%，大豆类占 1.9%（图 1-33）。城市儿童能量来源于粮谷类、食用油和动物性食物的比例分别为 43.7%、16.4% 和 26.7%，农村则分别为 47.2%、19.9% 和 20.4%。

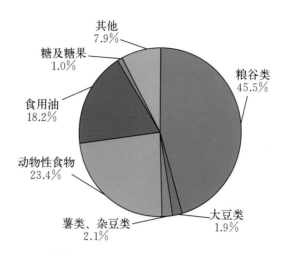

图 1-33 2015—2017 年中国 6~11 岁儿童获得能量的食物来源

2. 能量的营养素来源

中国 6~11 岁儿童由碳水化合物提供的能量比例为 49.2%；由蛋白质提供的能量比例为 12.6%：城市为 13.5%，农村为 11.8%；由脂肪提供的能量比例为 38.2%：城市为 38.4%，农村为 38.1%。全国城乡儿童平均膳食脂肪供能比已经超过合理范围的高限（30.0%），见图 1-34。

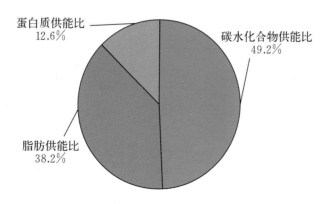

图 1-34 2015—2017 年中国 6~11 岁儿童获得能量的营养素来源

3. 蛋白质的食物来源

中国 6~11 岁儿童蛋白质的食物来源主要为粮谷类和动物性食物，分别占

38.0％和44.6％，大豆类占5.1％，其他占12.2％（图1-35）。城市儿童蛋白质来源于粮谷类、大豆类、动物性食物的比例分别为34.4％、4.8％和48.9％，农村分别为41.3％、5.4％和40.8％。

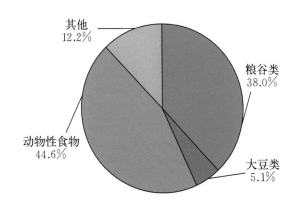

图1-35 2015—2017年中国6～11岁儿童获得蛋白质的食物来源

4. 脂肪的食物来源

中国6～11岁儿童饮食中来源于动物性食物的脂肪占膳食脂肪总量的38.4％，植物性食物占17.2％，其中来源于食用油的比例为44.4％（图1-36）。城市分别为42.7％、17.8％和39.6％，农村分别为34.7％、16.6％和48.8％。

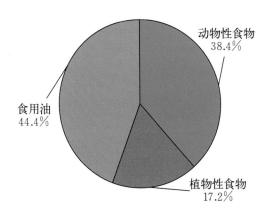

图1-36 2015—2017年中国6～11岁儿童获得脂肪的食物来源

（二）12～17岁儿童青少年膳食结构

1. 能量的食物来源

中国12～17岁儿童青少年获得能量的食物来源中，粮谷类食物占

47.9％、食用油占17.6％，动物性食物占21.6％、薯类、杂豆类占2.2％、大豆类占2.0％（图1-37）。城市儿童青少年能量来源于粮谷类、食用油和动物性食物的比例分别为46.5％、16.2％和24.2％，农村分别为49.0％、18.8％和19.3％。

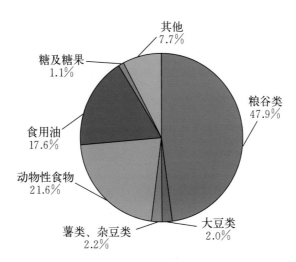

图1-37　2015—2017年中国12~17岁儿童青少年获得能量的食物来源

2. 能量的营养素来源

中国12~17岁儿童青少年由碳水化合物提供的能量比例为50.6％；由蛋白质提供的能量比例为12.3％，其中，城市13.2％，农村11.6％；由脂肪提供的能量比例为37.1％，其中城市和农村儿童均为37.1％。全国城乡儿童青少年平均膳食脂肪供能比已经超过合理范围的高限（30.0％）（图1-38）。

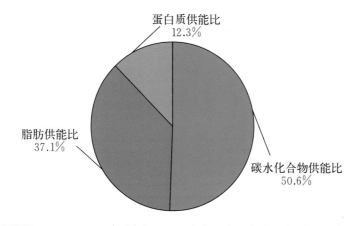

图1-38　2015—2017年中国12~17岁儿童青少年获得能量的营养素来源

3. 蛋白质的食物来源

中国 12～17 岁儿童青少年获得蛋白质的食物来源主要为粮谷类和动物性食物，分别占 40.6% 和 41.3%，大豆类占 5.7%，其他占 12.3%（图 1-39）。城市儿童青少年获得蛋白质来源于谷类、大豆类、动物性食物的比例分别为 37.3%、5.5% 和 45.3%，农村分别为 43.5%、5.9% 和 37.9%。

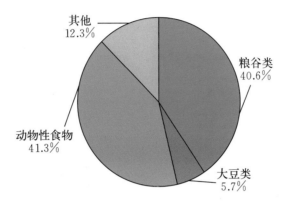

图 1-39 2015—2017 年中国 12～17 岁儿童青少年获得蛋白质的食物来源

4. 脂肪的食物来源

中国 12～17 岁儿童青少年来源于动物性食物的脂肪占膳食脂肪总量的 36.6%，来源于植物性食物的脂肪占 19.6%，来源于食用油的脂肪占 43.9%（图 1-40）。其中，城市分别为 40.4%、19.2% 和 40.3%，农村分别为 33.3%、19.8% 和 46.9%。

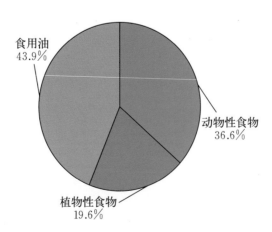

图 1-40 2015—2017 年中国 12～17 岁儿童青少年获得脂肪的食物来源

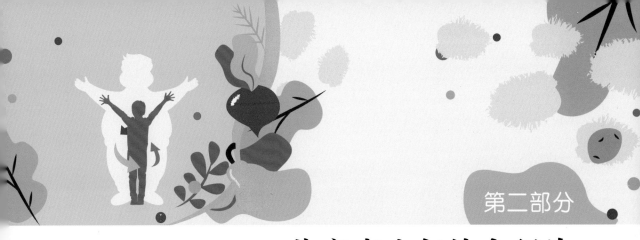

第二部分

儿童青少年饮食行为

培养良好的饮食行为，坚持每日三餐定时定量、保证吃好早餐、在外就餐合理营养、饮料消费适度、充足饮水对于儿童青少年的生长发育、健康和生活学习都非常重要。

 一 就餐行为

（一）每日三餐率

1.6～11岁儿童每日三餐率

6～11岁儿童的每日三餐率为89.6%，男童与女童相近，城市高于农村，西部地区低于东部和中部（图2-1）。与2010—2012年相比，2015—2017年

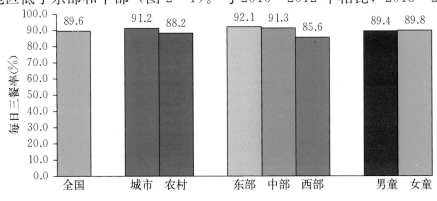

图2-1 2015—2017年中国6～11岁儿童每日三餐率

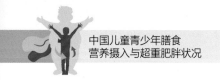

无论城市还是农村，6～11岁儿童每日三餐率均有所下降（图2-2）。

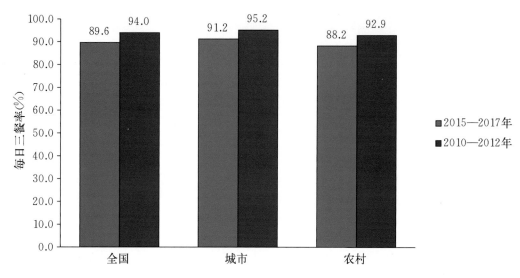

图2-2 2015—2017年与2010—2012年中国6～11岁儿童每日三餐率比较

2. 12～17岁儿童青少年每日三餐率

12～17岁儿童青少年的每日三餐率为80.0%。男生每日三餐率高于女生，城市儿童高于农村，西部地区低于东部和中部地区（图2-3）。与2010—2012年相比，2015—2017年无论城市还是农村，12～17岁儿童青少年每日三餐率均有所下降（图2-4）。

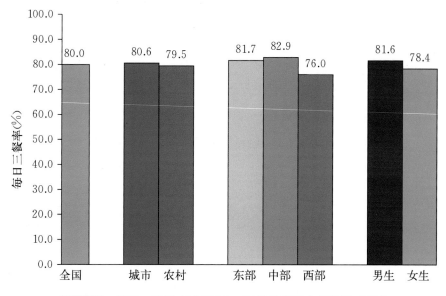

图2-3 2015—2017年中国12～17岁儿童青少年每日三餐率

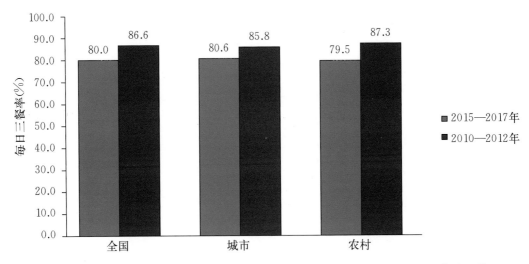

图 2-4 2015—2017 年与 2010—2012 年中国 12～17 岁儿童青少年每日三餐率比较

(二)每天吃早餐率

1. 6～11 岁儿童每天吃早餐率

此次调查前一周内，6～11 岁儿童中有 93.8％每天吃早餐。其中，男童、女童分别为 93.6％、93.9％；城市、农村分别为 95.5％、92.2％；东部、中部、西部分别为 95.7％、96.2％和 89.6％（图 2-5）。与 2010—2012 年相比，2015—2017 年 6～11 岁儿童每天吃早餐率略有下降（图 2-6）。

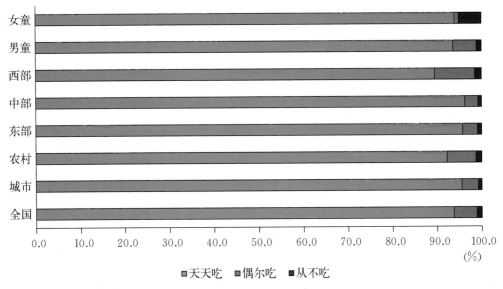

图 2-5 2015—2017 年中国 6～11 岁儿童每天吃早餐率

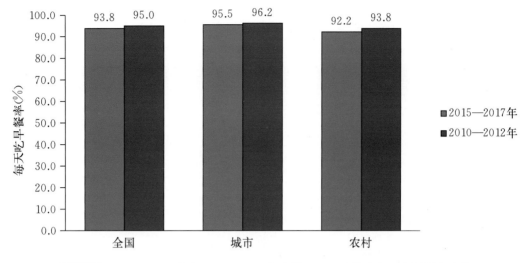

[图 2-6] 2015—2017 年与 2010—2012 年中国 6～11 岁儿童每天吃早餐率比较

2. 12～17 岁儿童青少年每天吃早餐率

此次调查前一周内，12～17 岁儿童青少年每天吃早餐率为 85.6％。其中，男生、女生分别为 86.4％、84.7％；城市、农村分别为 86.2％和 85.0％；东部、中部、西部分别为 87.2％、89.5％和 80.7％（图 2-7）。与 2010—2012

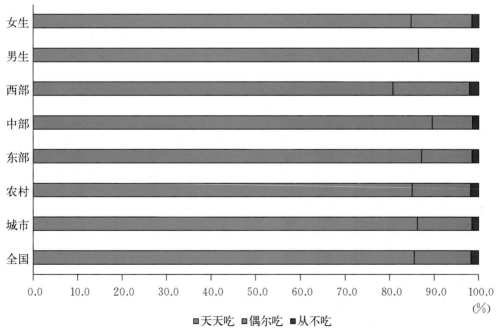

[图 2-7] 2015—2017 年中国 12～17 岁儿童青少年每天吃早餐率

年相比，2015—2017 年 12～17 岁儿童青少年每天吃早餐率略有下降（图 2-8）。

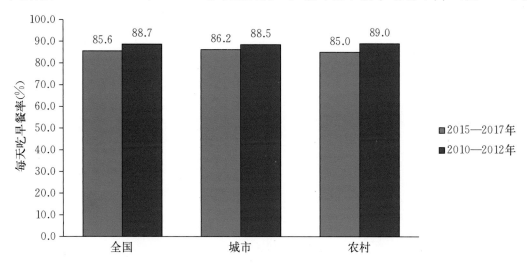

[图 2-8] 2015—2017 年与 2010—2012 年中国 12～17 岁儿童青少年每天吃早餐率

（三）三餐在外就餐率

1. 6～11 岁儿童在外就餐率

此次调查前一周内，6～11 岁儿童的在外就餐率为 69.7%。其中，男童为 70.0%，女童为 69.3%；城市为 68.8%，农村为 70.4%；东部、中部和西部分别为 69.9%、63.0% 和 75.7%（图 2-9）。与 2010—2012 年相比，2015—2017 年 6～11 岁儿童在外就餐率明显增加，增加了 15.8 个百分点（图 2-10）。

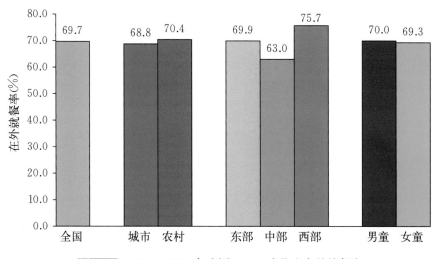

[图 2-9] 2015—2017 年中国 6～11 岁儿童在外就餐率

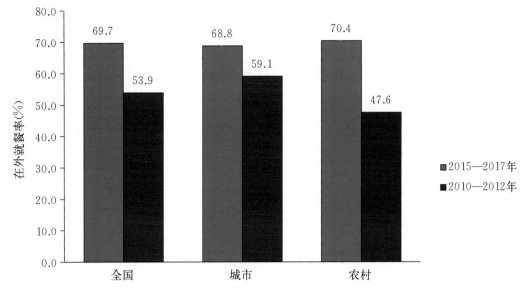

图 2-10 2015—2017 年与 2010—2012 年中国 6~11 岁儿童在外就餐率比较

此次调查前一周内，6~11 岁儿童的早餐、午餐和晚餐在外就餐率分别为 42.5%、56.5% 和 23.5%。不同性别、城乡，东部、中部、西部三餐在外就餐率如图所示（图 2-11 至图 2-13）。

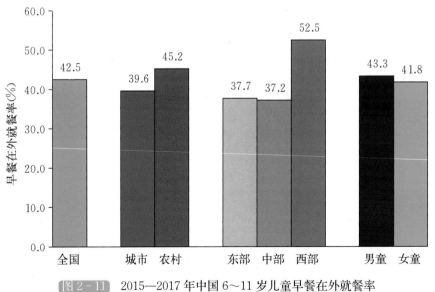

图 2-11 2015—2017 年中国 6~11 岁儿童早餐在外就餐率

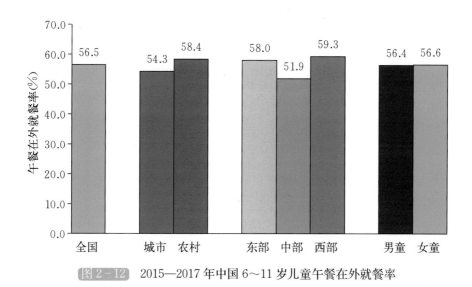

图2-12 2015—2017年中国6～11岁儿童午餐在外就餐率

图2-13 2015—2017年中国6～11岁儿童晚餐在外就餐率

2. 12～17岁儿童青少年在外就餐率

此次调查前一周内，12～17岁儿童青少年在外就餐率为84.6%。其中，男生、女生分别为84.3%和85.0%；城市为81.8%，农村为87.1%；东部、中部和西部分别为87.5%、79.6%和86.0%（图2-14）。与2010—2012年相比，2015—2017年12～17岁儿童青少年在外就餐率增加了15.1个百分点（图2-15）。

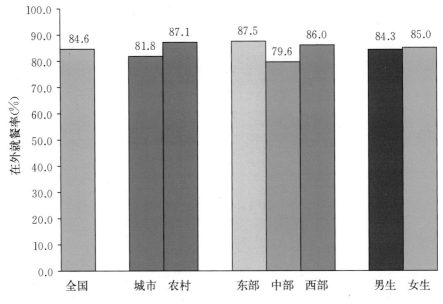

图 2-14　2015—2017 年中国 12～17 岁儿童青少年在外就餐率

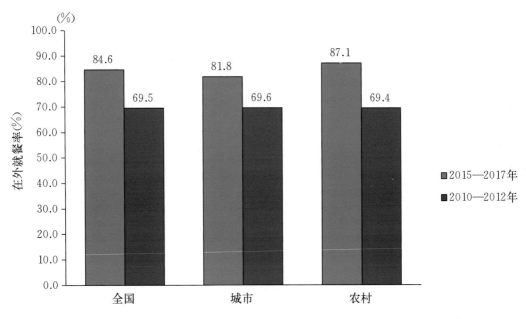

图 2-15　2015—2017 年与 2010—2012 年中国 12～17 岁儿童青少年在外就餐率

　　此次调查前一周内，12～17 岁儿童青少年早餐、午餐和晚餐在外就餐率分别为 67.9%、73.3% 和 58.8%；不同性别、城乡，东部、中部、西部三餐在外就餐率如图所示（图 2-16 至图 2-18）。

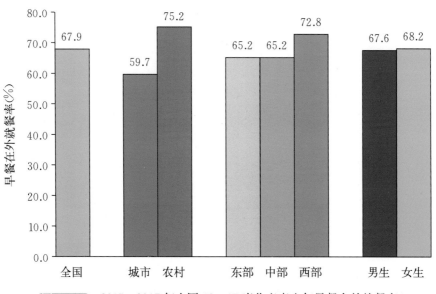

图 2-16　2015—2017 年中国 12～17 岁儿童青少年早餐在外就餐率

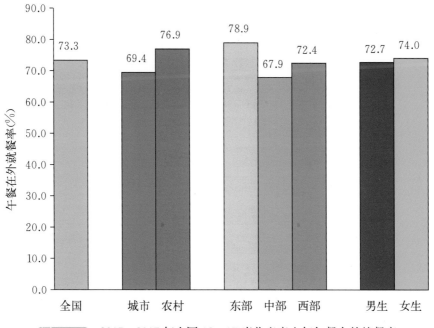

图 2-17　2015—2017 年中国 12～17 岁儿童青少年午餐在外就餐率

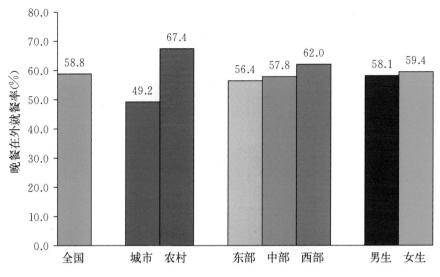

图 2-18　2015—2017 年中国 12～17 岁儿童青少年晚餐在外就餐率

二　饮料消费

中国 6～17 岁儿童青少年饮料摄入频率达到每天 1 次及以上的比例为 15.5%，12～17 岁儿童青少年为 21.1%，6～11 岁儿童为 11.0%；城市、农村分别为 18.1% 和 13.1%；东部、中部、西部分别为 19.3%、13.9% 和 13.1%（图 2-19）。摄入

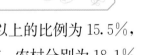

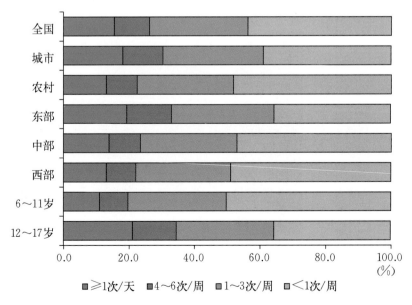

■ ≥1次/天　■ 4~6次/周　■ 1~3次/周　■ <1次/周

图 2-19　2015—2017 年中国 6～17 岁儿童青少年饮料摄入频率分布情况

频率相对较高的饮料是碳酸饮料，达到每周 1 次及以上的儿童青少年为 22.8%，其次是含乳饮料（19.1%）和非 100% 果蔬汁饮料（15.8%）（图 2 - 20）。与 2010—2012 年相比，2015—2017 年饮料总的摄入频率有所下降，尤其是城市（图 2 - 21）。

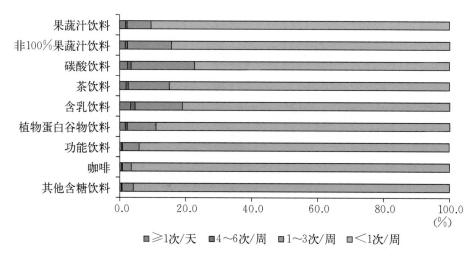

图 2 - 20 2015—2017 年中国 6～17 岁儿童青少年各类饮料摄入频率分布情况

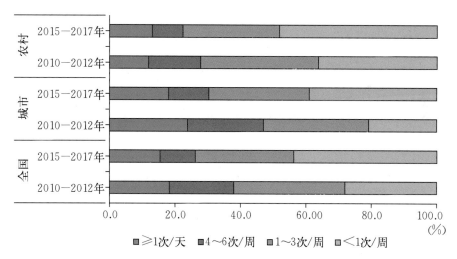

图 2 - 21 2015—2017 年中国 6～17 岁儿童青少年饮料摄入频率分布比较

三、饮水状况

中国 7～17 岁儿童青少年平均每人日饮水量为 991.5 mL。其中，男童为 1 041.4 mL，女童为 934.6 mL；城市为 1 117.1 mL，农村为 880.8 mL；东

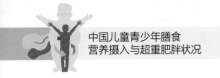
部、中部、西部分别为 1 123.2 mL、947.5 mL 和 873.3 mL。

对照《中国居民膳食指南（2022）》中 7～17 岁儿童青少年饮水推荐量可见，7～17 岁儿童青少年饮水不足率为 57.8%。其中男童为 54.3%，女童为 61.8%；城市为 49.2%，农村为 65.4%；东部为 47.5%，中部为 61.6%，西部为 66.8%（图 2-22）。

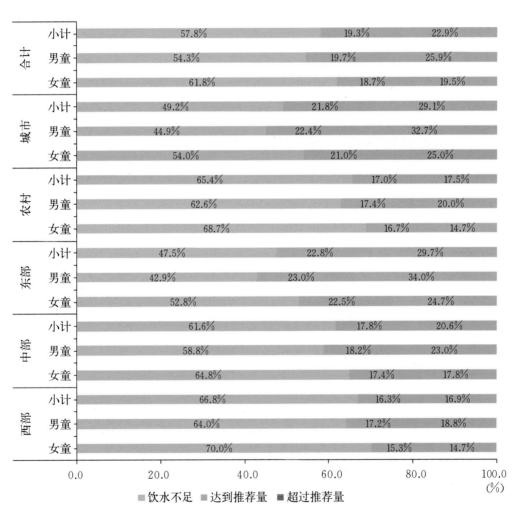

图 2-22　2016—2017 中国 7～17 岁儿童青少年饮水状况分布

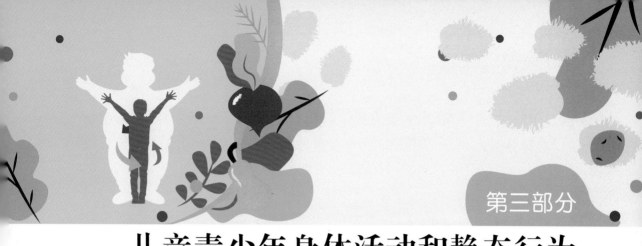

第三部分

儿童青少年身体活动和静态行为

儿童青少年每天进行充足的身体运动能够增强体质和耐力，提高机体各部位的柔韧性和协调性，保持健康体重，预防和控制肥胖，还对某些慢性病也有一定的预防作用。因此，积极引导孩子进行户外活动和体育锻炼，减少课余静态时间和使用电子屏幕产品时间十分重要。

 身体活动不足

中国 6～17 岁儿童青少年的身体活动不足率为 86.0%。其中，男童为83.5%，女童为 88.6%；城市为 86.1%，农村为 86.0%（图 3-1）。6～11 岁

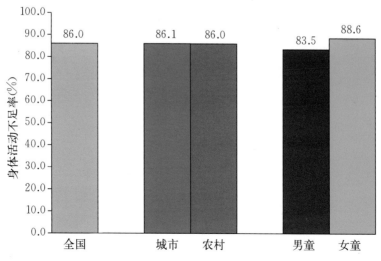

图 3-1 2015—2017 年中国 6～17 岁儿童青少年身体活动不足率

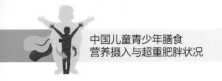
儿童、12～17岁儿童青少年的身体活动不足率分别为85.0%和87.3%，其中，男童分别为83.4%和83.5%，女童分别为86.6%和91.1%（图3-2）。

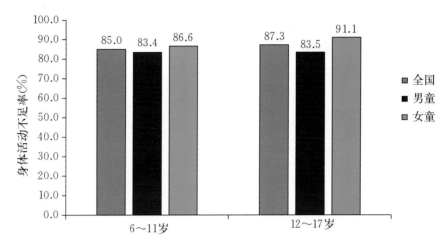

 2015—2017年中国6～11岁儿童和12～17岁儿童青少年身体活动不足率

二、课余总静态时间

中国6～17岁儿童青少年平均每天课余总静态时间为127.0 min。其中，男童和女童分别为131.0 min、123.1 min；城市和农村分别为135.8 min、119.1 min（图3-3）；6～11岁儿童为108.4 min，12～17岁儿童青少年为

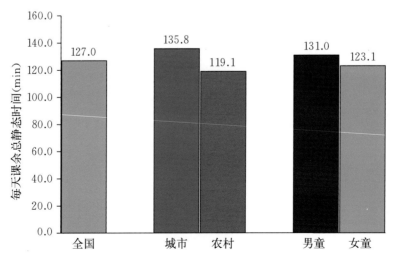

[图3-3] 2015—2017年中国6～17岁儿童青少年平均每天课余总静态时间

151.0 min（图 3 - 4）。

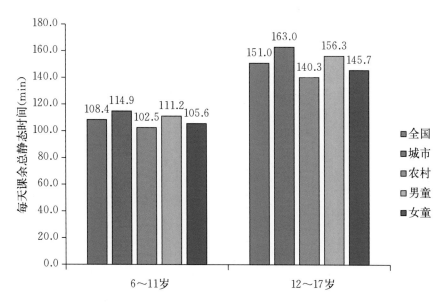

2015—2017 年中国 6～11 岁儿童和 12～17 岁儿童青少年平均每天课余总静态时间

 三、屏幕使用时间

中国 6～17 岁儿童青少年平均每天屏幕使用时间为 97.7 min，其中，男童为 103.2 min，女童为 92.1 min；城市为 100.5 min，农村为 95.0 min（图 3 - 5）。

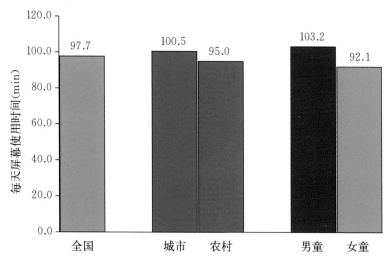

图 3 - 5 2015—2017 年中国 6～17 岁儿童青少年平均每天屏幕使用时间

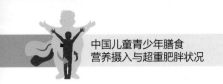

6～11 岁和 12～17 岁儿童青少年平均每天屏幕使用时间分别为 83.9 min、115.4 min，不同年龄组城乡、性别状况见图 3-6。

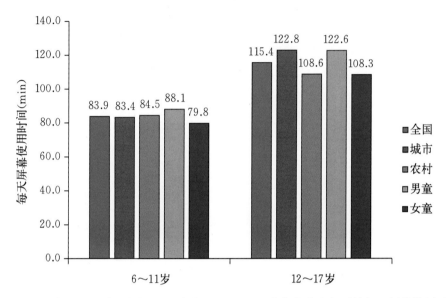

图 3-6　2015—2017 年中国 6～11 岁儿童和 12～17 岁儿童青少年平均每天屏幕使用时间

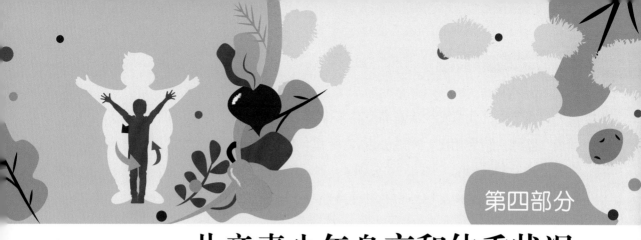

第四部分

儿童青少年身高和体重状况

儿童青少年的身高、体重是非常重要的体格发育指标，可以直接反映膳食营养摄入的状况。自 1992 年以来，中国儿童青少年的身高逐渐增高，同时发现，儿童青少年的体重也在逐渐增加，这提示中国政府和各有关部门，要主动监测儿童青少年的身高、体重状况，积极倡导儿童青少年保持适宜的体重。

 一 6～17 岁儿童青少年身高及变化趋势

据 2015—2017 年的调查数据显示，中国 6～17 岁儿童青少年身高为男童高于女童，城市高于农村（图 4-1、图 4-2），东部、中部、西部地区间差异表

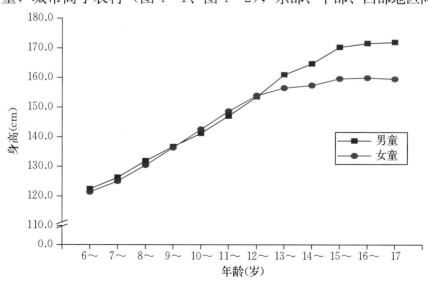

图 4-1　2015—2017 年中国不同性别 6～17 岁儿童青少年平均身高

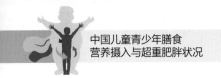
现为，东部地区儿童青少年身高略高于中部，中部略高于西部（图 4-3）。与既往调查（监测）结果相比，在过去近 30 年里，中国城乡 6~17 岁儿童青少年各年龄组身高均呈增长趋势（图 4-4 至图 4-7）。与 2012 年调查结果相比，2015—2017 年 6~17 岁的男童和女童各年龄组身高平均分别增加了 1.6 cm 和 1 cm。

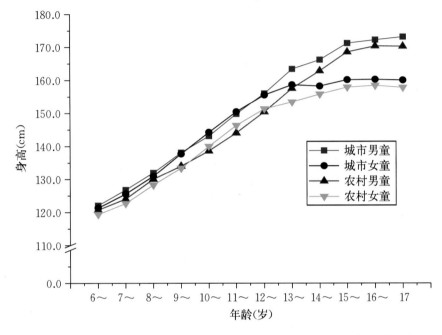

［图 4-2］ 2015—2017 年中国城乡不同性别 6~17 岁儿童青少年平均身高

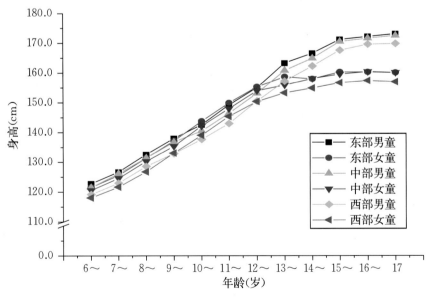

［图 4-3］ 2015—2017 年中国东部、中部、西部不同性别 6~17 岁儿童青少年平均身高

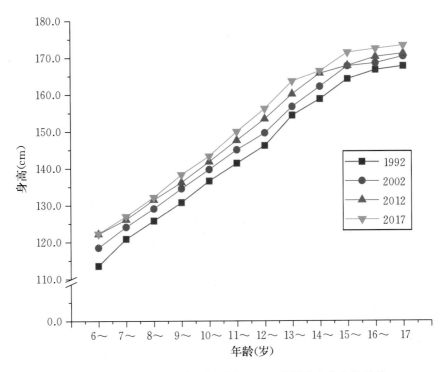

图 4 - 4　1992—2017 年中国城市 6～17 岁男童身高变化趋势

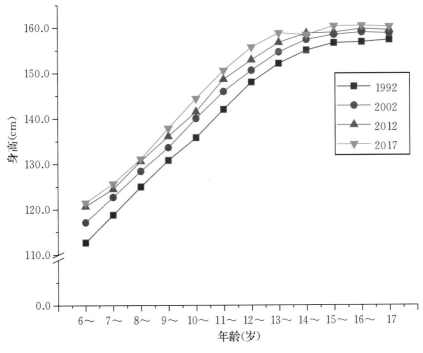

图 4 - 5　1992—2017 年中国城市 6～17 岁女童身高变化趋势

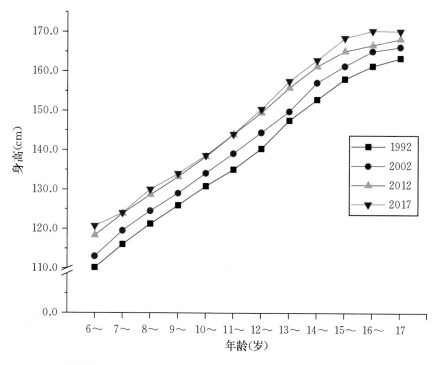

图 4-6　1992—2017 年中国农村 6～17 岁男童身高变化趋势

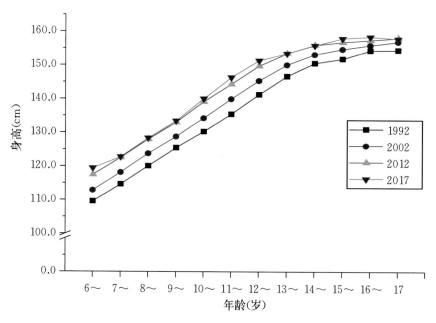

图 4-7　1992—2017 年中国农村 6～17 岁女童身高变化趋势

三、6～17岁儿童青少年体重及变化趋势

据2015—2017年的调查数据显示，中国6～17岁儿童青少年体重为男童高于女童，城市高于农村（图4-8、图4-9），东部、中部、西部地区间差异

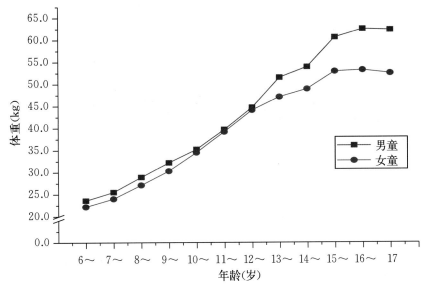

图 4-8　2015—2017年中国不同性别6～17岁儿童青少年平均体重

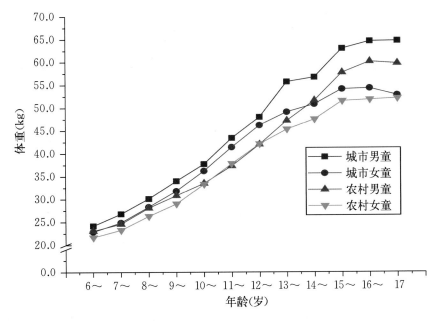

图 4-9　2015—2017年中国城乡不同性别6～17岁儿童青少年平均体重

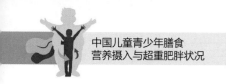
表现为：东部地区儿童青少年体重高于中部，中部高于西部（图 4 - 10）。与既往调查（监测）结果相比，在过去近 30 年里，中国城乡 6～17 岁儿童青少年总体来说各年龄组体重均有不同程度增加（图 4 - 11 至图 4 - 14）。与 2012 年调查结果相比，2015—2017 年 6～17 岁的儿童青少年分性别各年龄组体重男童与女童平均分别增加了 1.4 kg 和 0.6 kg。

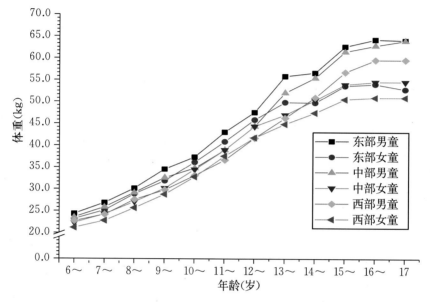

图 4 - 10　2015—2017 年中国东部、中部、西部不同性别 6～17 岁儿童青少年体重

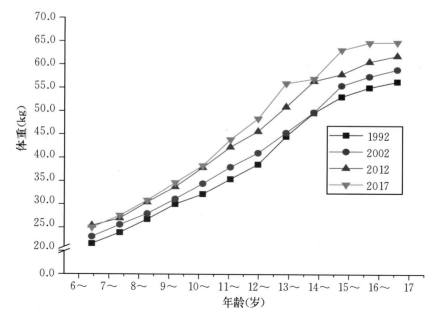

图 4 - 11　1992—2017 年中国城市 6～17 岁儿童青少年（男童）体重变化趋势

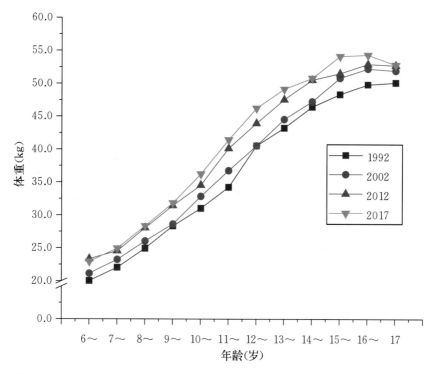

图 4-12　1992—2017 年中国城市 6～17 岁儿童青少年（女童）体重变化趋势

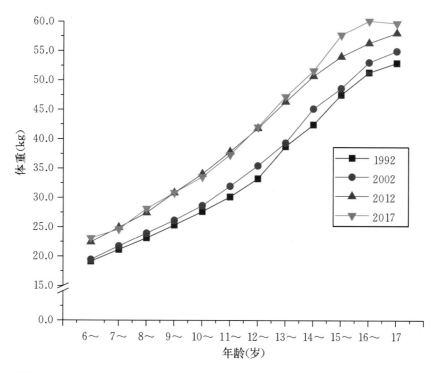

图 4-13　1992—2017 年中国城市 6～17 岁儿童青少年（男童）体重变化趋势

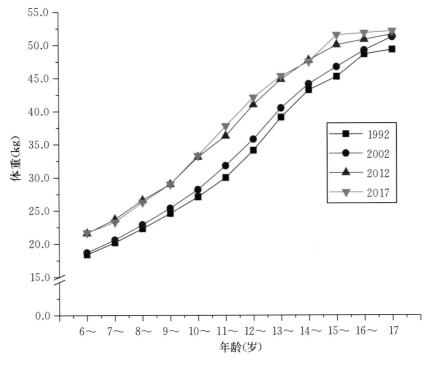

图 4-14　1992—2017 年中国农村 6~17 岁儿童青少年（女童）体重变化趋势

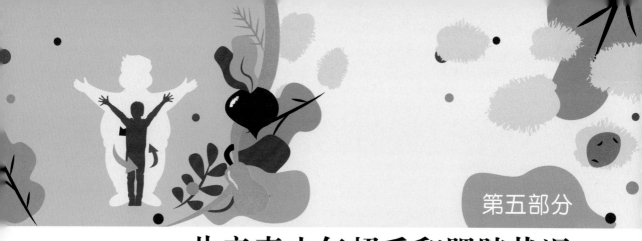

第五部分

儿童青少年超重和肥胖状况

　　随着中国儿童青少年膳食结构及生活方式的变化，加之课业负担重、电子产品普及等因素，儿童青少年营养不均衡、身体活动不足现象广泛存在，超重、肥胖率呈现快速上升趋势，已成为威胁我国儿童青少年身心健康的重要公共卫生问题，需要引起全社会关注。

 6～17岁儿童青少年超重与肥胖状况

　　据2015—2017年调查数据显示，中国6～17岁儿童青少年的超重率和肥胖率分别为11.1%和7.9%。其中男童分别为12.7%和10.0%，女童分别为9.3%和5.6%；城市6～17岁儿童青少年超重率和肥胖率分别为12.9%和9.5%，农村分别为10.3%和5.9%，城市显著高于农村；东部、中部、西部地区间差异表现为：6～17岁儿童青少年超重率和肥胖率均为东部高于中部，中部高于西部；其中东部、中部、西部儿童青少年超重率分别为13.0%、11.4%和8.5%，东部、中部、西部儿童青少年肥胖率则分别为10.2%、7.7%和5.4%（图5-1、图5-2）。

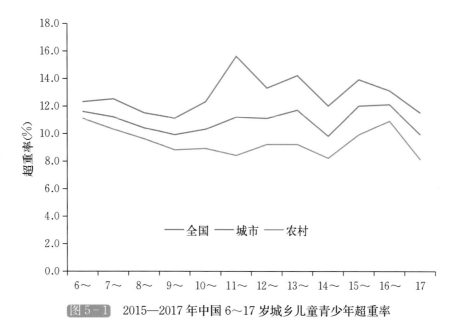

图 5-1　2015—2017 年中国 6～17 岁城乡儿童青少年超重率

图 5-2　2015—2017 年中国 6～17 岁城乡儿童青少年肥胖率

二、6～17 岁儿童青少年超重与肥胖趋势

与 2010—2013 年相比，2015—2017 年中国 6～17 岁儿童青少年超重率从
10.7％上升到 11.1％，城市儿童青少年从 12.4％增长到 12.9％，农村儿童青

少年从 9.0％增长到 9.5％。中国 6～17 岁儿童青少年肥胖率从 7.6％上升到 7.9％，主要增长在城市，城市儿童青少年从 9.3％增长到 10.3％，农村持平（图 5-3、图 5-4）。

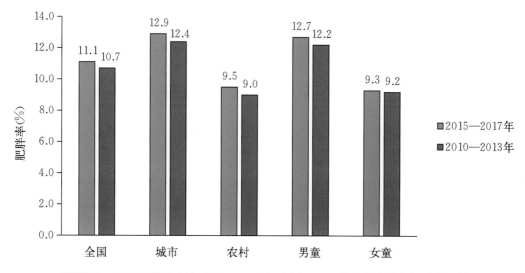

图 5-3　2015—2017 年与 2010—2013 年中国 6～17 岁儿童青少年超重率比较

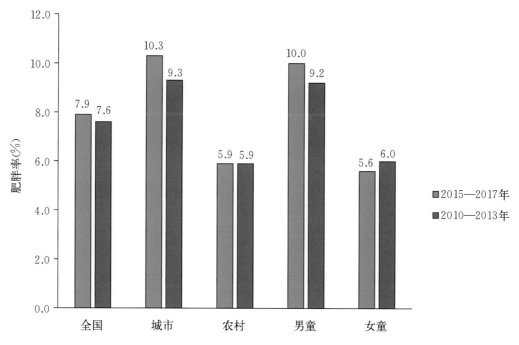

图 5-4　2015—2017 年与 2010—2013 年中国 6～17 岁儿童青少年肥胖率比较

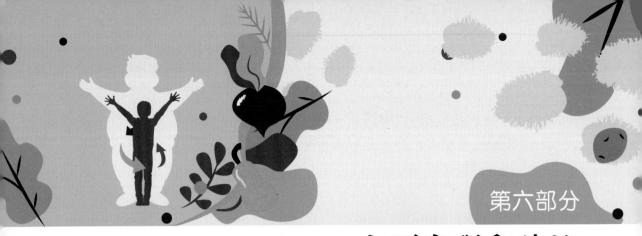

第六部分

主要发现和建议

　　膳食营养摄入是反映儿童健康状况的重要方面，获得合理的膳食营养不仅为儿童青少年的智力和体格正常发育提供物质基础，也为其一生的健康提供保障，还能预防慢性病。为了满足学龄儿童的营养需求和合理膳食，2017 年国家卫生和计划生育委员会颁布了卫生行业标准《学生餐营养指南》，中国营养学会 2022 年发布了《中国学龄儿童膳食指南（2022）》。

　　2015—2017 年中国居民营养与健康状况监测结果显示，我国儿童青少年膳食质量及生长发育水平已经有所改善，能量和营养素需要量基本得到满足。从总体上看，儿童青少年蔬菜、水果、奶类和豆类等食物摄入还存在不足，膳食结构不够合理，饮水不足、身体活动不足、屏幕使用、饮料消费、在外就餐等需要关注，超重和肥胖状况不容忽视。由于地区间经济发展不平衡所表现出来的问题也应重视。

 ## 一　主要发现

　　1. 我国 6～17 岁儿童青少年膳食能量供给基本充足，部分微量营养素缺乏情况依然存在

　　中国 6～11 岁儿童、12～17 岁儿童青少年平均每人日能量摄入量分别为 1 591.7 kcal 和 1 995.0 kcal，6～17 岁儿童青少年每人日膳食能量摄入量基本满足。

　　我国 6～17 岁儿童青少年膳食铁和锌的摄入量基本满足，其他微量营养素

的摄入量偏低。与美国、英国、日本等国家相比，我国儿童青少年的能量、锌摄入量与之相近，铁摄入量略高，维生素 A、维生素 B_1、维生素 B_2、维生素 C、钙摄入量较低，钠摄入量较高。

2. 膳食结构不合理，城乡儿童青少年膳食脂肪供能比超出 30％的脂肪供能比合理范围上限，优质蛋白摄入还需弥合城乡差距

在我国 6～11 岁儿童、12～17 岁儿童青少年获得能量的主要食物来源中，粮谷类食物占比分别为 45.5％和 47.9％，我国 6～17 岁儿童青少年的主食是粮谷类，蔬菜水果类、蛋类、奶及奶制品、大豆及其制品的摄入偏低。

我国 6～17 岁儿童青少年脂肪供能比超过合理推荐上限，脂肪来源于食用油的比例较高。我国 6～11 岁儿童和 12～17 岁儿童青少年的蛋白质摄入量达到了我国居民膳食蛋白质参考摄入量的平均值，6～11 岁儿童和 12～17 岁儿童青少年优质蛋白质摄入比例分别为 49.7％和 47.0％，城市儿童青少年分别为 53.7％和 50.8％，农村儿童青少年分别为 46.2％ 和 43.8％，来自优质蛋白的比例还需提高，并进一步弥合城乡差距。

3. 儿童青少年体格发育和营养状况进一步改善，超重、肥胖仍呈增长趋势

我国 6～17 岁儿童青少年体格发育问题持续改善，与上一轮调查相比，6～17 岁儿童青少年分性别各年龄组平均身高男童与女童分别增加了 1.6 cm 和 1 cm，平均体重分别增加了 1.4 kg 和 0.6 kg。

与 2010—2012 年相比，6～17 岁儿童青少年超重率从 10.7％上升到 11.1％，城市从 12.4％增长到 12.9％，农村从 9.0％到 9.5％。6～17 岁儿童青少年肥胖率从 7.6％上升到 7.9％，主要增长在城市。儿童青少年超重和肥胖率正呈增长趋势，积极防控尤为重要。

4. 6～17 岁儿童青少年三餐在外就餐率增加，亟须得到关注和指导

我国 6～11 岁儿童和 12～17 岁儿童青少年在此次调查前一周内至少有一餐曾在外就餐的比例为 69.7％和 84.6％，与 2010—2012 年相比，2015—2017 年 6～11 岁儿童和 12～17 岁儿童青少年分别增加了 15.8、15.1 个百分点。引导正确选择在外就餐食物和合理消费十分必要。

5. 部分儿童青少年饮水、饮料消费、身体活动不足和屏幕使用等问题需要重视

我国 6～11 岁儿童、12～17 岁儿童青少年饮料摄入频率达到每天 1 次及

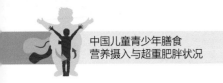
以上的比例为 11.0% 和 21.1%。7～17 岁儿童青少年饮水不足率达 57.8%。6～11岁儿童、12～17 岁儿童青少年的身体活动不足率分别为 85.0% 和 87.3%。12～17岁城市儿童青少年屏幕使用时间为 122.6 min/d。上述问题需要得到家庭、学校和全社会的广泛重视。

 二　建议

1. 卫生与教育部门密切配合，把学生营养改善工作纳入各级政府的中长期发展规划中

加强卫生与教育部门的配合，把学生营养改善工作纳入政府中长期规划至关重要。

根据教育部的健康教育教学大纲，学校的教育教学内容里建议加入适宜各个年龄段的营养与健康相关知识，全面普及膳食营养知识，倡导"三减"（即减盐、减油、减糖），同时加强"三健"（健康口腔、健康体重、健康骨骼），促进活动，倡导学生多吃豆类、奶类、蔬菜、水果等，形成健康的饮食习惯。

定期监测中国城乡儿童青少年的营养与健康状况，有针对性地积极开发和推广适合不同地域与不同年龄段儿童的营养干预技术，将有关知识落地。

2. 加强政府、社会、个人和家庭对儿童青少年超重和肥胖的合力干预

中国 6～17 岁儿童青少年超重和肥胖率正在攀升，不健康的生活方式对儿童发生超重和肥胖的影响巨大。一方面，儿童青少年的膳食结构不够合理；另一方面，电子产品普及导致了儿童静态生活时间增加，身体活动不足，能量摄入和能量支出不平衡而导致个体超重、肥胖。

超重、肥胖的防控是一项系统工程，需要政府、相关学会（协会）、科研机构、高校、家庭和个人的共同努力。国家卫生健康委联合其他五家政府部门发布了《儿童青少年肥胖防控实施方案》；中华预防医学会儿童成人病（慢病）防治工作委员会联合中国营养学会肥胖防控分会共同发布了《儿童青少年肥胖防控核心知识与技能十一条》，倡导预防超重、肥胖要抓好预防肥胖的四个生命阶段"关键窗口期"，注重养成活跃的生活方式。

3. 加强个人、社会、学校及社区宣传教育，改变学生不健康饮食行为

俗话说"播种行为，收获习惯；播种习惯，收获性格；播种性格，收获命运"，一个人的饮食行为是从小形成和发展的，不健康的饮食行为不但会影响儿时的健康，还会对成年后的健康产生不可估量的影响。儿童青少年自身、家庭、学校和社区要关注和倡导营养与健康理念，大力宣传《中国膳食指南（2022）》和平衡膳食宝塔，以实现"传播营养知识—端正营养态度—改变饮食行为"的目的。

少年强则国强。儿童青少年的健康得到保障，是中华民族复兴的希望。全社会要将《健康中国行动（2019—2030 年）》和《国民营养计划（2017—2030)》落到实处，以防控儿童青少年超重和肥胖为切入点，积极开展合理膳食宣传教育、学生营养改善行动，促进我国儿童青少年的健康成长。